RECHERCHES

PHYSIOLOGIQUES ET CLINIQUES

SUR L'EMPLOI

DE L'ACIDE PRUSSIQUE

OU

HYDRO-CYANIQUE.

RECHERCHES
PHYSIOLOGIQUES ET CLINIQUES
SUR L'EMPLOI DE
L'ACIDE PRUSSIQUE
OU
HYDRO-CYANIQUE
DANS LE TRAITEMENT
DES MALADIES DE POITRINE,
Et particulièrement dans celui de la Phthisie pulmonaire;

PAR F. MAGENDIE,

Docteur en Médecine, Médecin du Bureau central d'admission des Hôpitaux et Hospices civils de Paris; Professeur d'Anatomie, de Physiologie, de Séméiotique; de la Société philomatique et médicale d'Emulation de Paris; des Sociétés de Médecine de Philadelphie, de Stockholm, de Wilna; de l'Université de Dublin, de la Société philosophique de Londres, de la Société wétréavienne de Hanau, etc.

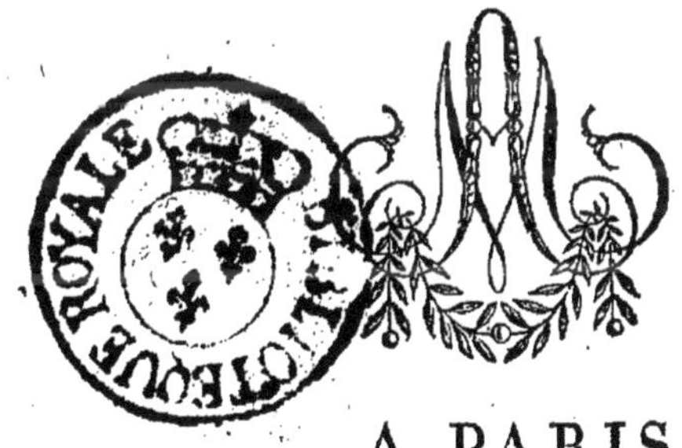

A PARIS,

Chez MÉQUIGNON-MARVIS, Libraire pour la partie de Médecine, rue de l'École de Médecine, n° 3, près celle de la Harpe.

1819.

Senac, l'illustre auteur du *Traité sur la structure du cœur*, dit, dans la préface de son admirable ouvrage, que la médecine est *un sujet de délire pour la plupart des esprits.* Sans doute que ce savant médecin voulait désigner par cette phrase énergique l'étrange et pourtant générale manie du public, de raisonner médecine sans en avoir les premières notions; mais il voulait surtout signaler cette autre manie non moins singulière et bien plus dangereuse, suivant laquelle un médecin doit être étranger à l'anatomie, à la physiologie, doit négliger la physique, la chimie et les autres sciences naturelles, pour se livrer tout entier à la *pratique.* C'est à peu près comme si l'on conseillait à un *aveugle* de *bien voir* les objets pour s'instruire.

N'est-il pas aveugle en effet celui qui, s'approchant d'un malade, ne connaît ni la structure du corps, ni le jeu des organes, ni leurs altérations matérielles; qui ignore l'influence des agens physiques sur la vie, et peut-être jusqu'à l'existence de ces agens; qui n'est pas plus instruit sur la nature chimique et les propriétés physiologiques des médicamens dont il va se servir? N'ayant d'autre mérite qu'une routine stupide, masquée du nom d'expérience, il n'aura aucun moyen d'apercevoir les phénomènes morbides qui se passeront sous ses yeux, et ce qu'il pourra voir, sera également à la portée du vulgaire.

Cette folie (comment nommer autrement un pareil sophisme), que Senac combattait de son temps par son exemple et ses écrits, est loin d'être entièrement détruite; plusieurs personnes, d'ailleurs très-respectables, la partagent encore, des livres récens la consacrent, des écoles en retentissent, et ses conséquences, si favorables à la paresse et au pédantisme, sont accueillies avec empressement par la multitude. C'est cependant cette absurdité qui s'est opposée de tout temps aux progrès de la médecine, qui a repoussé pendant trente ans la découverte de la circulation du sang ; c'est elle qui a fait condamner l'émétique par le parlement, et qui a nié long - temps la vertu fébrifuge du quinquina ; c'est elle qui en ce moment déclame contre l'utilité des expériences physiologiques et les applications raisonnées et restreintes de la chimie à la médecine ; c'est elle enfin qui nous ramenerait à traiter les maladies par les amulettes, les talismans, les paroles magiques, parce qu'en effet beaucoup de maladies guériraient aussi bien par ces moyens ridicules que par tels autres maintenant en faveur.

Tous ceux qui s'intéressent au bien-être de l'humanité et aux progrès des lumières, doivent s'efforcer de détruire cette pernicieuse erreur. Il ne faut pas le faire par le seul raisonnement; car, que peut la logique la plus sévère sur les esprits prévenus? mais on doit l'attaquer par des faits, des preuves matérielles qui, avec le temps, finissent par miner et détruire les préjugés les plus accrédités.

Mes recherches sur l'émétique, l'émétine, les sels de morphine, celles que j'ai tentées sur le vomissement, la gravelle, etc., ont été faites dans cette vue.

Le nouveau travail que j'offre au public a été entrepris dans la même intention.

RECHERCHES

PHYSIOLOGIQUES ET CLINIQUES

SUR L'EMPLOI

DE L'ACIDE PRUSSIQUE

OU

HYDRO-CYANIQUE

DANS LE TRAITEMENT

DES MALADIES DE POITRINE,

Et particulièrement dans celui de la Phthisie pulmonaire,

Présentées à l'Académie des Sciences le 17 novembre 1817.

Les expériences physiologiques, si nécessaires à la théorie de la médecine, ne sont pas moins importantes pour la pratique ou les applications de cette science. Par leur secours, un grand nombre de substances employées depuis long-temps comme médicamens, sont appréciées à leur juste valeur, les remèdes réellement actifs sont mieux connus quant à leur mode d'agir, il devient plus facile d'en faire varier les effets et de remédier à leurs inconvéniens. Mais le principal avantage de ces expériences, c'est de tenir le médecin toujours sur la voie de découvrir de nouveaux médicamens, soit qu'il les prenne parmi les substances anciennement connues, mais non encore usitées en médecine; soit qu'il les trouve dans cette foule de corps simples ou composés que la chimie nous révèle chaque jour, et qui, soumis à ce nouveau genre d'examen, peuvent devenir à la fois utiles à la science et à l'humanité.

Pénétré depuis long-temps de l'importance thérapeutique des recherches de physiologie expérimentale, j'ai, en différentes occasions, porté l'attention de l'académie des sciences sur les propriétés vénéneuses et médicinales de l'upas tieuté, de la noix vomique, de l'émétique, de l'ipécacuanha : l'accueil qu'elle a daigné faire à mes travaux m'encourage à les continuer. Je vais avoir l'honneur de l'entretenir aujourd'hui de l'acide prussique ou hydro-cyanique, et des bons effets qu'on en peut obtenir dans le traitement de plusieurs maladies.

Découvert par Schèele, en 1780, l'acide prussique a été bientôt signalé comme une substance vénéneuse : les travaux physiologiques entrepris en Allemagne et en France par MM. Coulon, Emmert, Robert, Orfila, etc., ne tardèrent pas à justifier l'opinion qu'on s'était d'abord formée à cet égard d'après quelques essais imparfaits. Il est résulté des expériences nombreuses faites par les médecins que je viens de nommer, et de quelques-unes qui me sont propres, que l'acide prussique, à l'état liquide ou de vapeur, est nuisible à la vie de tous les animaux et même à celle des végétaux ;

Que la mort produite par cet acide est d'autant plus prompte que la circulation est plus rapide et la respiration plus étendue ;

Que, sur les animaux à sang chaud, il agit en détruisant la sensibilité et la contractilité des muscles volontaires ; qu'il agit de la même manière sur l'homme, si la dose en est portée assez haut.

On ne peut donc se refuser à considérer l'acide prussique comme un poison fort actif; et cependant toutes les expériences dont je viens de rapporter les principaux résultats, ont été faites avec l'acide prussique préparé selon la méthode de Schèele; c'est-à-dire qu'il était étendu d'une grande quantité d'eau, et par conséquent très-affaibli.

Il était facile de prévoir que cet acide *pur*, tel que M. Gay-Lussac l'a fait récemment connaître, aurait une action beaucoup plus énergique : en effet, son activité est vraiment effrayante, même pour les personnes habituées à observer l'action des poisons. On en pourra juger par le récit suivant :

L'extrémité d'un petit tube de verre, trempée légèrement dans un flacon contenant quelques gouttes d'acide prussique pur (1), fut transportée immédiatement dans la gueule d'un chien vigoureux; à peine le tube avait-il touché la langue, que l'animal fit deux ou trois grandes inspirations précipitées et tomba roide

---

(1) Pour faire cette expérience, il vaut mieux employer de l'acide étendu d'une certaine quantité d'alcohol, surtout si la température de l'atmosphère est élevée, sans quoi l'évaporation est si prompte que le tube est sec avant d'arriver à l'animal.

mort : il nous fut impossible de trouver dans ses organes musculaires locomoteurs aucune trace d'irritabilité (1).

Dans une autre expérience, quelques atomes d'acide ayant été appliqués sur l'œil d'un chien, les effets furent presque aussi soudains que ceux dont je viens de parler, et d'ailleurs semblables.

Une goutte d'acide, étendue de quatre gouttes d'alcohol, ayant été injectée dans la veine jugulaire d'un troisième chien, l'animal, *à l'instant même, tomba mort comme s'il eût été frappé d'un boulet ou de la foudre.*

En un mot, l'acide prussique, préparé par le procédé de M. Gay-Lussac, est, sans aucun doute, de tous les poisons connus le plus actif et le plus promptement mortel : sa puissante influence délétère nous permet de croire ce que les historiens rapportent de l'infâme talent de Laucuste, et rend moins extraordinaires ces empoisonnemens subits si communs dans les annales de l'Italie.

Je dois dire même, dans l'intérêt de ceux

(1) Depuis la lecture de ce Mémoire, j'ai vu plusieurs fois des traces d'une faible irritabilité sur des animaux morts empoisonnés par l'acide hydro-cyanique pur.

qui désireraient faire des essais avec cette substance, qu'il faut y procéder avec une certaine réserve, et éviter, autant que possible, d'en respirer la vapeur. Pour n'avoir pas pris cette précaution, dont nous ignorions l'importance, la plupart des personnes qui assistaient à mes expériences, et moi-même, avons éprouvé des douleurs de poitrine assez vives, avec un sentiment d'oppression qui dura plusieurs heures : quelques-uns d'entre nous ont été obligés de sortir du laboratoire pour aller respirer un air non chargé de vapeur prussique.

D'après tout ce qui vient d'être dit, on pourrait craindre que l'acide prussique pur ne devînt, entre des mains criminelles, un moyen de nuire impunément; on peut se rassurer : sa préparation est assez difficile pour qu'il faille de l'habileté dans les manipulations chimiques pour se le procurer, et quand on l'a obtenu, il est presque impossible de le conserver; il se décompose spontanément à la température de l'atmosphère, et perd en très-peu de temps ses propriétés nuisibles, comme je m'en suis assuré par des expériences directes. En outre, quoiqu'il produise la mort sans causer aucune altération apparente dans les organes, il est très-facile de reconnaître l'empoisonnement par cette substance; car le cadavre exhale pendant plusieurs jours une odeur d'amande amère extrêmement forte.

Bien que la plupart de nos médicamens les plus utiles soient des poisons, et qu'ils aient plus d'une fois justifié ce caractère, il serait absurde de penser à employer l'acide prussique pur dans le traitement des maladies de l'homme: il n'en est pas ainsi de l'acide prussique étendu d'eau ou préparé par le procédé de Schèele. Nous savons, par les expériences que M. Coullon a faites sur lui-même, qu'on peut en avaler jusqu'à soixante gouttes à la fois sans en ressentir des inconvéniens graves. D'ailleurs, l'usage assez fréquent que l'on fait en médecine de plusieurs eaux distillées végétales, où l'acide prussique entre comme élément, prouve que cet acide peut être porté sans danger dans l'estomac lorsqu'il est convenablement affaibli. Rien ne s'oppose donc à ce qu'on puisse le mettre en usage comme médicament: aussi plusieurs médecins étrangers et nationaux ont-ils tenté de l'employer; mais le succès ne paraît pas avoir répondu à leur attente, peut-être parce qu'ils ne s'étaient pas assez pénétrés de son mode d'action sur l'économie animale; condition sans laquelle il est difficile d'employer à propos un médicament nouveau.

En étudiant les phénomènes de l'empoisonnement par l'acide prussique, j'ai souvent observé des animaux qui, n'offrant plus de sensibilité ni de contractilité musculaire locomotrice, conservaient pendant plusieurs heures une respiration facile et une circulation en apparence intacte, bien que très-accélérée, et qui, pour ainsi dire, étaient morts par leurs fonctions extérieures, et vivaient par leurs fonctions nutritives.

Cette propriété d'éteindre la sensibilité générale sans nuire d'une manière ostensible à la respiration et à la circulation, fonctions principales de la vie, me fit soupçonner qu'on pourrait tirer parti de l'acide prussique dans certains cas de maladie où la sensibilité est augmentée d'une manière vicieuse ; je me décidai dès lors à le mettre en usage dès que l'occasion s'en présenterait.

Il y a environ trois ans que je fus consulté pour une demoiselle de vingt-sept à vingt-huit ans, qui depuis dix-huit mois était fatiguée par une petite toux sèche plus forte le matin et le soir que dans le cours de la journée et de la nuit ; ses parens, inquiets et craignant pour sa poitrine, avaient pris l'avis de plusieurs médecins distingués de la capitale, qui conseillèrent, sans aucun succès, divers moyens usités en pareil cas. Je fis prendre à cette demoiselle six gouttes d'acide prussique de Schèele, préparé chez M. Pelletier, et étendues de trois onces d'infusion végétale; elle usait de ce mélange par cuillerées à bouche de deux heures en deux heures. Dès le lendemain la toux avait diminué, elle disparut entièrement le quatrième jour. Six mois après, la toux s'étant manifestée de nouveau, j'eus recours au même moyen avec un égal succès.

Depuis cette époque, j'ai eu nombre d'occasions différentes, mais le plus souvent sur de jeunes femmes, d'employer l'acide prussique pour la toux nerveuse et chronique, et j'en ai toujours obtenu les meilleurs effets sans en avoir remarqué d'inconvénient; il est vrai que, dans aucun cas, je n'ai dépassé la dose de douze gouttes, prises par intervalle en vingt-quatre heures, et étendues de plusieurs onces de véhicule.

Tout récemment, je suis parvenu à calmer par ce moyen, et en quelques heures, une toux convulsive qu'éprouvait une dame âgée de quarante ans, d'une constitution nerveuse exquise, et qui depuis six jours avait des quintes continuelles et pas un instant de repos. Je recourus d'autant plus volontiers en cette circonstance à l'acide prussique, que la personne dont je parle ne peut faire usage d'aucune préparation d'opium ni même de pavot indigène sans en être grièvement incommodée.

Après avoir ainsi constaté l'efficacité de l'acide prussique dans le traitement de la toux spasmodique et convulsive, j'ai cru qu'il était indispensable de rechercher si le même moyen pourrait être de quelque utilité pour combattre la toux et les autres accidens qui accablent les malheureux phthisiques, et s'il ne pourrait pas influencer ou même suspendre le cours de la phthisie.

Le résultat de mes essais a été favorable sous le premier rapport, c'est-à-dire que sur quinze personnes, atteintes de phthisie auxquelles j'ai donné des soins depuis trois ans, j'ai constamment vu l'acide donné à dose faible, mais répétée, diminuer l'intensité de la toux et sa fréquence, modérer et faciliter l'expectoration, et enfin procurer du sommeil la nuit sans exciter de sueurs colliquatives. Il faut être habitué à suivre la marche et les progrès de la phthisie, et les souffrances sans nombre qui accablent les individus qui en sont atteints, pour apprécier les avantages d'un semblable résultat.

Depuis le commencement du mois d'août jusqu'à ce jour, j'ai pu étudier de nouveau à l'hôpital de la Charité, sur un assez grand nombre de phthisiques, les effets de l'acide prussique. M. Lerminier, médecin de cet hôpital, où les phthisiques abondent dans toutes les saisons, a bien voulu, sur mon invitation, administrer à un 20e d'entre eux l'acide prussique à la dose de quatre à douze gouttes convenablement étendues d'eau; la plupart ont éprouvé, et plusieurs éprouvent en ce moment les effets favorables dont j'ai parlé tout à l'heure : leur toux s'est apaisée, leur expectoration est plus facile, ils ont retrouvé le sommeil, et cette amélioration a été en général d'autant plus marquée que la maladie était moins avancée; ce qui n'est pas difficile à concevoir, quand on se rappelle l'état de désorganisation où se trouvent les poumons dans le 2e et le 3e degré de la phthisie.

Cependant, comme je n'ai d'autre but que de décrire exactement les effets de l'acide prussique, et non d'en faire l'éloge, je dirai que parmi les malades qui en ont fait usage à l'hôpital de la Charité, plusieurs dont la maladie touchait à sa fin funeste, n'ont pas éprouvé de soulagement, si ce n'est peut-être un léger éloignement du retour de la toux. Deux individus ayant pris à trop peu d'intervalle le mélange contenant l'acide, ont éprouvé une céphalalgie et une sorte de vertige qui dura quelques secondes. Dans un autre cas, on craignit un instant que l'acide prussique n'eût été nuisible. Un jeune homme de vingt-neuf ans entra à l'hôpital sur la fin de septembre dernier; une toux fréquente dans la journée, revenant par quintes le soir et le matin, de crachats purulens, un amaigrissement considérable, une oppression très-forte, surtout depuis quinze jours, etc., firent croire à une phthisie vers le milieu de son cours. Contre l'habitude établie par M. Lerminier, la poitrine ne fut point percutée, comme elle l'est chez tous les malades qui entrent à l'hôpital. On ne put ainsi reconnaître une pleurésie chronique qui affectait le côté gauche de la poitrine. L'acide prussique, à la dose dz six gouttes seulement, fut administré à ce malade : la toux diminua dès le deuxième jour; mais l'oppression allait croissant : le troisième jour elle devint suffoquante, quoiqu'on eût cessé la veille d'employer l'acide, et le malade tomba dans un état d'insensibilité qui se termina, après soixante heures, par la mort, et qui pouvait, à la rigueur, être soupçonnée dépendre de l'action du médicament. Mais l'ouverture du corps dissipa toutes les inquiétudes : on trouva un énorme amas de liquide séreux dans le côté gauche de la poitrine; le cœur était déjeté à droite, et appliqué contre les côtes de ce côté, etc. Il ne fut plus possible d'attribuer la mort à une autre cause : le corps ni l'estomac n'exhalaient d'ailleurs aucune odeur prussique. On reconnut aussi que cet individu était phthisique au second degré; mais ici la phthisie n'était pas la maladie principale, et c'est là sans doute la raison pour laquelle l'emploi de l'acide prussique n'a point eu de résultat avantageux.

Je n'ai jamais observé, dans ma pratique particulière, de mauvais effets de l'action de l'acide prussique; peut-être la raison s'en trouve-t-elle dans les soins de tous genres qui entourent les malades placés au milieu de leur famille; soins qui ne peuvent exister au même degré pour les malades traités dans les hôpitaux.

Quoi qu'il en soit, je crois pouvoir conclure des faits et observations que je viens de rapporter, que l'acide prussique, donné à petite dose, mêlé à une certaine quantité d'eau, peut être utilement employé dans le traitement palliatif de la phthisie pulmonaire, dans la vue de calmer la toux, de faciliter l'expectoration, et de procurer le sommeil; et qu'il peut figurer avec avantage sur la liste des substances ordinairement employées pour produire les mêmes effets, puisqu'il ne paraît pas exciter la sueur comme les autres narcotiques, et particulièrement les opiacés.

Il s'agirait maintenant de rechercher si, au moyen de l'acide prussique et de son étonnante activité, on peut espérer de ralentir la marche de la phthisie, ou même de la guérir; mais ces questions d'une si haute importance pour la société et la médecine, à raison de la fréquence de la phthisie et de son issue fatale, ne sont pas de nature à être décidées par un petit nombre d'expériences. Il faut au contraire les multiplier autant que possible, en ayant égard au nombre considérable des circonstances qui peuvent influer sur les résultats, et en se dépouillant, s'il est possible, l'esprit de toute prévention.

De concert avec M. Lerminier, je poursuis

les observations et les expériences à l'hôpital de la Charité, où l'on peut compter habituellement trente individus atteints ou menacés de phthisie ; j'espère que, dans le courant de l'année prochaine, nous aurons obtenu des résultats dignes d'être mis sous les yeux de l'académie.

Peut-être trouvera-t-on téméraire que j'ose mettre en question la curabilité de la phthisie, alors que les plus graves auteurs la regardent comme essentiellement mortelle; décision qu'une triste expérience ne confirme que trop souvent. Mais en admettant que la phthisie soit réellement rebelle à tous les moyens connus jusqu'ici, et que, pour constater ce fait, on ait tenté le nombre d'expériences convenable, et surtout qu'on les ait suivies avec l'esprit d'analyse qui seul conduit au vrai, ce qui sans doute pourrait être contesté, je ne vois pas qu'on en puisse rien conclure pour de nouvelles substances remarquables par l'énergie de leur action sur l'économie animale; d'ailleurs, n'est-ce à guérir des maladies telles que la phthisie, le cancer, et en général les affections organiques, que doivent tendre les efforts des médecins, plutôt que de restreindre en grande partie leurs recherches à des maladies qui, suivant les idées dominantes, ont été tour à tour traitées par les moyens les plus opposés, et dont la terminaison semble n'avoir été que peu influencée par ces divers modes de traitement, parce que leur issue est naturellement heureuse ou fatale, et qu'elles y arrivent avec ou malgré les remèdes.

Toutefois je vais rapporter deux observations dans lesquelles il y a lieu de *présumer* que la phthisie a été arrêtée dans sa marche par l'usage de l'acide prussique.

Une dame de Lyon, actuellement marchande de nouveautés à Paris, d'une constitution éminemment bilieuse, après avoir éprouvé des revers de fortune, fut prise, en 1814, de tous les signes qui caractérisent la phthisie au premier degré. Les circonstances ne lui permettant pas de s'occuper de sa santé, elle n'y donna qu'une médiocre attention. Le mal fit des progrès marqués dans les premiers mois de 1815 : c'est alors qu'elle me consulta. Je trouvai chez elle tous les caractères de la phthisie tuberculeuse au deuxième degré : toux fréquente dans la journée, mais beaucoup plus forte le matin et le soir, où elle devenait extrêmement fatigante; expectoration évidemment purulente, insomnie, sueurs nocturnes, fièvre, amaigrissement considérable, douleurs dans le côté gauche à la poitrine, qui présentait un son assez mat lorsqu'elle était percutée de ce côté, etc. Je conseillai l'acide prussique à cette dame, qui en prit dans une potion, à la dose de six à huit gouttes en vingt-quatre heures. (Cet acide était préparé chez M. Planche, pharmacien.) L'usage en fut continué pendant deux mois environ : dès le premier jour la toux diminua, la malade put dormir ; et alors la dose de l'acide fut portée jusqu'à dix gouttes en vingt-quatre heures. Tous les symptômes disparurent ; la respiration devint libre, la toux, l'expectoration, les sueurs cessèrent ; en un mot, cette dame guérit parfaitement : elle n'a rien éprouvé depuis ce moment qui puisse faire craindre le retour des accidens. Sa poitrine est seulement restée un peu faible et sensible aux variations atmosphériques.

Faut-il conclure de ce fait qu'une phthisie au deuxième degré a été guérie par l'usage de l'acide prussique ? Je suis loin de le penser ; je sais trop avec quelle réserve les conclusions doivent être déduites en médecine, si l'on veut éviter de s'égarer ; mais, tel qu'il est, je soumets ce cas aux médecins qui s'intéressent aux progrès de la science.

Une dame anglaise, âgée de vingt-huit à trente ans, d'une taille élevée, mais d'une complexion faible, dont la poitrine, large transversalement, est étroite d'avant en arrière, a été assez sujette au rhume depuis son enfance. Il y a près d'un an qu'en passant de France en Angleterre, elle fut prise d'une fluxion de poitrine très-intense, avec crachement de sang et douleur au côté gauche du thorax. Elle fut traitée par les saignées, les vésicatoires et autres moyens usités en pareils cas. Elle guérit, et cependant elle conserva une petite toux sèche, peu intense dans la journée, mais beaucoup plus forte le soir et le matin. Plusieurs moyens furent employés en Angleterre pour la faire cesser, sans qu'on pût y réussir. Croyant que le climat de la France lui seroit plus favorable, elle revint à Paris il y a environ quatre mois. Malgré la beauté de la saison et le séjour de la campagne, elle me fit appeler vers le milieu de septembre dernier, et, d'après un examen attentif des circonstances antécédentes et de son état actuel, je ne pus me défendre de craindre un premier degré de phthisie; car tous les praticiens savent que cette maladie succède fréquemment aux péripneumonies ou fluxions de poitrine. Je conseillai, pour tout remède, l'acide prussique préparé chez M. Planche, à la dose de huit gouttes dans trois onces de véhicule, en vingt-quatre heures. Elle le continue depuis cette époque, et en fait encore usage en ce moment. Sa toux a déjà presque entièrement cessé; son embonpoint a sensiblement augmenté : elle se regarde aujourd'hui comme entièrement rétablie.

Je me garde de donner ce fait comme un exemple de guérison de la phthisie au premier degré : cependant on avouera que si des exemples semblables se multiplient, rien ne s'opposerait à ce qu'on conçût quelques lueurs d'espérance d'avoir enfin trouvé une substance capable d'arrêter les progrès d'une des plus désolantes maladies de l'homme.

Les conclusions de ce mémoire sont,

1° Que l'acide prussique ou hydro-cyanique pur est une substance éminemment délétère, et tout-à-fait impropre à être employée comme médicament;

2° Que l'acide prussique étendu d'eau, peut servir avec avantage pour faire cesser les toux nerveuses et chroniques;

3° Que ce même acide peut être utile dans le traitement palliatif de la phthisie, en diminuant l'intensité et la fréquence de la toux, en modérant l'expectoration et favorisant le sommeil ;

4° Qu'il y a peut-être quelque raison d'espérer que cette substance pourra devenir avantageuse dans le traitement curatif de la phthisie pulmonaire, surtout lorsqu'elle est encore à son premier degré.

En publiant ces recherches il y a près de trois ans, j'avais surtout le désir d'attirer l'attention des praticiens sur un sujet qui me paraissait digne de leur intérêt.

Mon souhait a été accompli au delà de mes espérances.

La Faculté de médecine de Paris a placé l'acide prussique au nombre des médicamens recommandés par le nouveau Codex, et non-seulement plusieurs médecins français et étrangers ont répété mes observations, mais même ils les ont étendues bien au delà du point où je les avais moi-même portées.

C'est donc avec satisfaction et reconnaissance que je vais consigner ici les résultats obtenus par mes confrères.

Dans une brochure qui a pour titre : *Descrip-*

tion de la varicelle qui a régné épidémiquement et conjointement avec la variole dans la ville de Millau en 1817 (1), M. le docteur F. Philibert Fontanelles s'exprime ainsi (p. 21) :

« J'ai obtenu des effets merveilleux de l'acide prussique, préparé selon la méthode de Scheele, sur quatre enfans de la même famille, atteints de la coqueluche ; je fis mettre trois gouttes de cet acide par once d'eau distillée, et je fis prendre ce mélange par cuillerée chaque deux heures ; les enfans eux-mêmes me rapportèrent ingénument qu'ayant commencé ce remède le matin, ils n'avaient pas eu le soir les quintes de toux qui menaçaient de les étouffer, qu'ils avaient bien dormi, et que le quatrième jour de l'usage de ce liquide la coqueluche avait entièrement disparu chez deux d'entre eux, et chez les deux autres quelques jours plus tard.

» Ce qui me donna l'idée d'employer l'acide prussique dans la coqueluche, fut la lecture d'un mémoire de M. Magendie, qui annonçait le succès de ce remède dans la toux nerveuse. Considérant la coqueluche comme ayant son siége particulièrement sur les nerfs de la membrane muqueuse du poumon, je pensai à imiter

(1) Montpellier, 1818, chez Martel.

ce médecin..... Je ne cite pas assez de faits pour qu'on puisse décider que cet acide est particulièrement utile dans cette maladie ; mais je prie mes confrères de vouloir bien répéter les expériences que j'ai faites, pour s'assurer si on pourra généraliser l'emploi de cette substance. »

La thèse inaugurale du docteur J. A. Manzoni, soutenue à Padoue en 1818 (1), contient plusieurs observations fort curieuses touchant les bons effets de l'acide prussique dans des maladies de nature différente : ces observations sont presque toutes tirées de la pratique du professeur Bréra.

« Une femme, âgée de vingt-neuf ans, d'une forte complexion, d'une nature sthénique et irritable, fut amenée à l'institution clinique de Padoue, sans avoir encore reçu aucun secours, bien qu'elle fût au septième jour d'une pleuro-péripneumonie très-grave. Dix onces de sang furent d'abord tirées, peu de temps après, huit autres onces furent encore extraites; trente gouttes d'acide prussique dans une émul-

(1) De præcipius acidi prussici et aqua cohobatæ, Pruni Laurocerasi medicis Facultatibus observationibus comprobatis, etc. F. A. Manzoni, Justinopolitanus. Patavie typis, N. Zanon Bettoni, 1818.

sion de gomme arabique furent prescrites et prises durant le jour, douze autres le furent pendant la nuit ; le jour suivant, l'urine devint abondante et sédimenteuse, après quoi l'expectoration diminua, la respiration devint plus libre, la toux moins fatigante, et la douleur de côté cessa graduellement. C'est ainsi que par une méthode de traitement simple et douce cette malade guérit en peu de jours. »

Le docteur Manzoni assure encore dans sa thèse que le professeur a retiré les plus grands avantages de l'emploi de l'acide prussique dans l'inflammation des bronches, les catarrhes et la phthisie. Je transcris ses propres expressions :

« Modò ad alias nonnullas thoracicas affectiones quod attinet, in bronchitide, atque catarrhis, quæ formam valdè inflammatoriam ostendebant; professor Brera acidum prussicum usurpavit, ut iisdem obstaret, ne diutiùs progrederentur. Neve conditio phlogistica, ad quam tendere videbantur, denuò effloresceret.

» Idem professor hâc geminâ indicatione perductus, hoc remedio usus est in phthisi tuberculosa, in quâ jugiter recurrentium series processuum phlogisticorum suboritur. Phthisico hujuscemodi annorum triginta quatuor acidum prussicum in emulsione arabica idem ipse obtulit, et sic inflammationem fugavit, quæ identidem aliquod in tuberculum prodire conabatur, prætereaque ærumnoso illi longiùs vitam largivit; nam sputorum quantitas decrevit, eorumque purulentia in meliùs se commutavi; quæ originem ex tuberculis ducebat suppuratis, antequàm æger clinicum institutum subiret. »

Une amélioration semblable a été obtenue, par le même moyen, sur deux femmes affectées de catarrhes chroniques avec tendance vers la phthisie. Chez l'une et l'autre, l'expectoration était copieuse et puriforme; mais après l'emploi de l'acide prussique elle diminua beaucoup et n'était plus qu'un simple mucus. Ces deux femmes sortirent à peu près en parfaite santé de l'institution clinique.

Ce que le professeur Bréra a observé dans son hôpital, il l'a remarqué dans sa pratique particulière. Entre plusieurs cas analogues se trouve l'exemple mémorable (memorabile exemplum) d'une dame noble, affectée de phthisie commençante; elle fut prise d'une hémoptysie tellement abondante, qu'elle fut en peu de temps prête à mourir; les saignées furent employées vainement, alors le docteur Bréra prescrivit sous la forme de pilules, cent gouttes d'acide prussique à prendre dans l'espace de la nuit, ce qui, selon son expression, arrêta miraculeusement l'hémorrhagie. On continua pendant quinze jours l'usage de l'acide à la dose de trente à cinquante gouttes en vingt-quatre heures, et cette femme guérit parfaitement sans qu'il lui restât aucune trace de l'affection du poumon.

Le traitement des maladies du poumon n'est pas le seul point vers lequel le professeur Bréra ait dirigé ses recherches; un autre mal, le plus cruel et le plus implacable de tous les maux, le cancer, a été attaqué avec avantage, dans quelques cas, par l'acide prussique.

Une femme qui était à la fois tourmentée d'un squirrhe de l'utérus et d'une affection syphilitique, fut traitée à l'institution clinique par l'acide prussique et les feuilles de l'atropa-belladona, et fut entièrement guérie de l'une et l'autre maladie.

Une dame noble, âgée de vingt-sept ans, d'un tempérament irritable, vint à Padoue pour se faire soigner par le docteur Bréra d'une affection chronique de l'utérus. Cette affection était caractérisée par des douleurs des plus vives au fond de l'utérus, et par un écoulement mucoso-purulent par le vagin. L'ouverture du col présentait au toucher une chaleur plus forte que la chaleur naturelle, et un assez grand nombre d'inégalités; les menstrues se montraient sans régularité. A cette époque, une colique utérine des plus intenses survint, et simula une véritable métrite avec fièvre violente. A ces symptômes s'ajoutaient une grande constipation et des tumeurs hémorrhoïdales dont elle souffrait depuis quelque temps. Le deuxième jour de la maladie, cette dame est prise d'une hémorrhagie utérine telle qu'elle n'en avait jamais éprouvé de pareille; aucun des moyens usités en pareil cas ne fut avantageux. Si l'hémorrhagie diminuait quelque peu, les douleurs de l'utérus et des hémorrhoïdes devenaient intolérables; et au contraire, si l'atrocité des douleurs semblait se calmer, il était fort à craindre que la malade ne succombât à l'hémorrhagie; ce qui devenait évident par l'état des forces et du pouls. Dans cette occurrence difficile, le professeur Bréra donna dix gouttes d'acide prussique, sous la forme de pilules, chaque heure, et conseilla de les continuer jusqu'à ce qu'elles produisissent un effet marqué sur les forces vitales. A peine vingt gouttes d'acide furent-elles prises, que des palpitations irrégulières, une grande anxiété ou vertiges se déclarèrent. Alors le docteur Bréra ordonna de cesser l'usage de l'acide, et le fit remplacer par une simple infusion de camomille. Peu de temps après, la peau, qui jusque-là avait été sèche et ardente, se couvrit d'une sueur abondante, les douleurs des hémorrhoïdes et de l'utérus disparurent, l'hémorrhagie s'arrêta, le ventre devint libre, l'urine abondante et jumenteuse, et la malade entra bientôt en convalescence. Maintenant l'utérus ne fait ressentir aucune douleur, l'écoulement puriforme est devenu séreux, le col de l'utérus n'offre plus une chaleur trop élevée, et les inégalités cèdent peu à peu à de légères injections d'acide prussique (1).

Il résulte encore des observations des docteurs Borda et Bréra, qui employèrent l'acide prussique vers l'année 1810, en Italie, pour les maladies sthéniques, que cette substance est une des meilleures à employer pour calmer l'activité des mouvemens du cœur, diminuer l'irritation fébrile, et combattre les accidens des inflammations les plus graves.

(1) Brera, Prospetii clinici.

M. le docteur Manzoni affirme que les observations de ce genre sont maintenant très-multipliées en Italie. Enfin le professeur Bréra a remarqué que l'acide prussique était très-avantageux pour procurer l'expulsion des vers lombricoïdes, qui sont extrêmement communs à Padoue, et qui compliquent à l'hôpital la plupart des maladies. L'usage de l'acide les chasse très-promptement, et encore vivans, du canal intestinal.

Je ne me permettrai aucune réflexion sur ces diverses observations du professeur Bréra, chacun pourra les apprécier à sa manière; je dirai seulement que la forme de pilule, que ce savant médecin paraît affectionner, me paraît une des plus défectueuses pour administrer l'acide prussique; car la grande solubilité de cette substance ne permet pas qu'elle puisse rester long-temps incarcérée dans la masse pilulaire, surtout quand la température en est un peu élevée: c'est là sans doute la raison pour laquelle la dose a pu être portée jusqu'à cent gouttes en vingt-quatre heures sans accidens sensibles.

Après avoir analisé la thèse du docteur Manzoni, je dois parler d'un ouvrage qui vient de paraître récemment en Angleterre.

Cet ouvrage (1) *ex professo* sur l'acide prussique, est du docteur Granville, qui a été témoin de quelques-unes des expériences que j'ai faites avec cette substance.

J'en extrairai ce qu'il présente de plus important, c'est-à-dire les faits.

J'y trouve d'abord des cas dans lesquels l'acide prussique a amélioré sensiblement l'état de plusieurs phthisiques avancés, sans que, comme on doit s'y attendre, la maladie ait pu être guérie. Mais j'y remarque aussi deux observations où la maladie paroît avoir été arrêtée dans sa marche.

Un jeune homme et une jeune femme se présentèrent à la consultation gratuite du docteur Scudamore, avec toutes les apparences de la phthisie confirmée : ils éprouvaient l'un et l'autre une toux fatigante, amaigrissement, pouls très-fréquent, sueurs nocturnes, perte des forces, expectoration purulente, et la forme particulière des ongles qui accompagne ordinairement ces divers symptômes. Le docteur donna à tous deux l'acide prussique, à la dose de dix gouttes par jour, et eut la satis-

---

(1) Further Observations on the internal use of the hydro-cyanic (prussic) acid, etc. *London*, 1819.

faction d'en obtenir les meilleurs effets. Ces deux malades, parfaitement rétablis, pensèrent eux-mêmes qu'ils n'avaient plus besoin de continuer ce remède. Après un intervalle de huit mois, la jeune femme retourna voir le docteur Scudamore pour le remercier de sa parfaite guérison.

Effet de l'acide prussique sur les toux hectique et sympathique. (Hectic and sympathetic cough.)

« Charlotte Pearce entra au dispensaire général de Westminster pour y être soignée d'une toux continuelle et intense, dont elle était affectée depuis deux ans. Elle a éprouvé, pendant quelque temps, une douleur chronique dans le foie, et, autant qu'on peut en juger par l'examen extérieur, cet organe est tuberculeux et adhérent dans plusieurs points où il devrait être libre. Après avoir souffert d'une toux violente pendant plus d'un an, il se développa une fièvre hectique, avec deux exacerbations par jour, coloration des joues et sueurs la nuit. L'expectoration était irrégulière, tantôt épaisse et abondante, tantôt presque nulle et entièrement muqueuse. Avec ces symptômes, il y avait perte d'appétit, dégoût pour la nourriture animale, et une très-grande faiblesse. L'acide fut donné, d'après l'avis du docteur Granville, à la dose de huit gouttes; et la toux fut si visiblement modifiée, que, dès la nuit du second jour, il y eut six heures d'un sommeil non interrompu, sans un seul moment de toux; ce qui n'était pas arrivé depuis près de dix mois. Son appétit reparut complétement pendant le temps qu'il fallut pour prendre environ cent gouttes d'acide; et au bout de six semaines, quoique son côté fût encore et sera peut-être toujours plus ou moins douloureux, ses poumons parurent beaucoup moins influencés par l'état morbide du foie. Elle tousse maintenant fort peu, et d'une manière qui n'est point fatigante. »

« Mistris Goodby, âgée de quarante ans, demeurant in Marshall-street, Golden-square, avait éprouvé un avortement récent, et perdu son mari au même moment. Le physique et le moral étaient donc à la fois compromis : elle gardait le lit, étant très-faible depuis une perte considérable; enfin elle avait une fièvre continuelle, de la toux, de l'anorexie, et souffrait beaucoup de l'insomnie; elle paraissait disposée à devenir phthisique : ses amis la regardaient comme dans un état de consomption. Mon opinion n'était pas telle ; je pensais au contraire qu'après avoir recouvré ses forces, perdues par l'avortement, la maladie prendrait un aspect plus favorable. Je me déterminai à traiter la toux comme sympathique et dépendant d'un large ulcère, d'un mauvais caractère à la jambe droite, et survenue à la suite d'une inflammation érysipélateuse, pour laquelle elle avait réclamé les soins de M. Hutchisson. Je proposai conséquemment à cette dame l'acide prussique, selon la méthode ordinaire. La toux était considérablement diminuée dès le second jour ; la malade commença à reprendre des forces, et quitta son lit dans un état de santé satisfaisant. L'ulcère de la jambe persiste encore au moment où j'écris ; il s'enflamme quelquefois, et quand cela arrive, la toux se montre la nuit et le matin, mais alors, une simple dose d'acide produit l'effet le plus avantageux en la calmant instantanément. »

Sarah Buck, âgée de trente-quatre ans, résidant dans le Ogle-street, a éprouvé une affection de l'ovaire du côté gauche ; depuis environ dix mois elle a ressenti une douleur continuelle dans l'hypochondre gauche, qui s'étendait par instant à travers l'abdomen ; elle dépérissait graduellement, et avait une fièvre continuelle ; une toux extrêmement fatigante commença bientôt après, et le pouls indiquait une consomption sympathique. Les moyens que je mis en usage avec succès pour remédier à la maladie qui produisait tous ces symptômes, ne sont pas utiles à rappeler ici : mais la toux ne diminuait pas ; c'est pourquoi je résolus de combiner l'acide avec les moyens déjà en usage. Elle commença à en prendre le 15 janvier, et aujourd'hui, 12 février, elle est entièrement débarrassée de la toux et des accidens qui l'accompagnaient. Durant l'emploi de ce remède, il n'y eut presque point d'expectoration et aucune oppression de la poitrine.

Voici maintenant deux observations du docteur Scudamore adressées au docteur Granville, avec ces mots : « J'ai le plaisir de vous adresser deux cas dans lesquels j'ai employé avec le plus grand succès ce *nouvel et puissant agent.* » (This new and powerful agent.)

Une jeune femme, âgée de vingt ans, d'une taille élevée, et délicate, sujette à une toux l'hiver, fut attaquée du typhus dans le mois d'août 1818 ; le symptôme le plus alarmant était les signes d'une sub-inflammation du cerveau, lorsque la débilité, produite par la fièvre au dix-neuvième jour, était elle-même très-inquiétante. Ces symptômes étaient une rougeur considérable des vaisseaux de la conjonctive, le brillant de la cornée, une expression étrange des traits et des attitudes, un violent délire par intervalles, le pouls fréquent et très-dur. Deux saignées, l'une de six onces et l'autre de cinq, furent pratiquées au bras dans les vingt-quatre heures; des sangsues aux tempes, des affusions froides sur la tête, et autres moyens qu'il est inutile de rappeler ici, furent employés avec un succès douteux; cependant le danger ne s'éloignait pas, et la convalescence ne se montra qu'après un mois de la première attaque du mal: à cette époque, une toux commença à se montrer, et devint en peu de temps d'une extrême intensité; elle revenait avec le paroxysme d'une fièvre hectique, deux fois en vingt-quatre heures; elle était suivie d'une abondante transpiration. C'est en vain que tous les moyens connus furent mis en usage contre cette toux et la fièvre hectique qui menaçait le malheureux patient d'une mort prochaine. Je prescrivis donc l'acide prussique à la dose de huit gouttes en vingt-quatre heures. Six jours après, on abandonna tous les autres narcotiques, on augmenta graduellement la quantité de l'acide jusqu'à vingt-quatre gouttes en vingt-quatre heures. Peu à peu la fréquence du pouls diminua, l'expectoration qui était copieuse et puriforme diminua et disparut au bout de trois semaines; la fièvre hectique avait cessé après environ dix jours, en sorte que dans l'intervalle de trois semaines, et par le seul effet de l'acide prussique, la malade recouvra une santé assez forte pour aller compléter sa convalescence à la campagne. Aujourd'hui elle continue à se bien porter, elle a repris ses forces et son embonpoint.

Un jeune gentleman, âgé de dix ans, de haute taille et d'une constitution délicate, fut atteint d'une fièvre qui prit d'abord la forme continue et qui ensuite devint à peu près rémittente. Cette maladie était vraiment fâcheuse par l'extrême variation des symptômes: d'abord, le cerveau fut en apparence menacé d'une manière inquiétante, l'expression du visage n'était pas naturelle, la tête était douloureuse et chaude au toucher, il y avait du délire; le pouls variait de cent à cent vingt-six, il y avait une grande prostration de forces, la langue était sèche et fuligineuse. La tête fut débarrassée après une semaine de traitement convenable ; bientôt, la respiration qui avait été presque toujours oppressée, devint très-alarmante, et une toux qui auparavant était insignifiante devint continuelle et très-intense. Le pouls augmenta : sept onces de sang furent tirées du bras, qui fut toujours couvert de ventouses, jusqu'à ce que le sang présentât un commencement de couenne inflammatoire (buffy coat); cela donna un moment de relâche ; un vésicatoire fut appliqué sur le côté gauche, qui avait été plusieurs fois indiqué comme étant un peu douloureux. Deux jours après, l'inflammation des poumons s'était encore augmentée, la respiration devenue plus fréquente. L'enfant était pâle et émacié, le pouls faible, la débilité était si grande que les ventouses furent encore préférées à la saignée générale; sept onces de sang furent tirées par ce moyen avec un avantage manifeste ; cependant le mieux était de courte durée, et il se développa un certain état fébrile hectique, mais pas aussi régulier que dans le cas précédent. Ici, il y avait un sentiment de froid suivi par de la chaleur à la peau avec coloration des joues. Deux fois en vingt-quatre heures les sueurs étaient excessivement abondantes : nous ne pouvions nous procurer de la matière expectorée tant elle était peu abondante. Un second vésicatoire fut appliqué sans aucun profit; dans cette conjoncture, le poumon présentant des symptômes qui nécessitaient les évacuations sanguines que défendait la débilité générale qui devenait alarmante, pour soustraire le malade à la fièvre, on résolut de donner l'acide prussique. On commença par quatre gouttes en vingt-quatre heures. Le corps fut lavé deux fois par jour avec de l'eau vinaigrée tiède. La surface du vésicatoire fut couverte avec le cérat de sabine. Du lait d'ânesse à discrétion, avec une crème et un peu de pain, formaient le régime. La température de l'appartement était égale. La dose de l'acide fut graduellement portée jusqu'à huit gouttes. Le troisième jour de l'usage de ce remède, des faiblesses, accompagnées de froid général, de dilatation complète des pupilles, obligèrent à suspendre l'usage du remède; mais les symptômes ayant disparu au bout de trois ou quatre heures, on y revint, parce qu'il avait évidemment diminué la toux, amené un sommeil réparateur, et ralenti la rapidité du pouls; les sueurs étoient moindres, etc.

Quand on eut usé du remède pendant quinze jours, on commença à en diminuer la dose, et bientôt on le discontinua, quand tous les signes de la convalescence furent développés, et que la poitrine fut parfaitement libre.

Dans ce dernier cas, on n'en vint à employer l'acide prussique que parce qu'on ne trouvait plus aucune ressource pour soulager le jeune malade, sujet de l'observation.

Asthme, toux spasmodique et sèche, coqueluche.

« M. K...., d'un âge assez avancé, est affecté d'un asthme depuis six ans environ. A l'approche de chaque hiver, sa maladie prend un caractère alarmant, la respiration devient très-difficile, l'oppression augmente par le moindre exercice, par l'impression d'un air froid ou d'un temps humide. Les attaques ne reviennent pas à des époques fixes; pendant leur intervalle, le malade est tourmenté d'une toux sèche et continuelle, qui ne lui laisse aucun moment de repos pendant le jour, et le prive de sommeil pendant la nuit. Lorsqu'il est dans cet état, il perd l'appétit, il ne peut introduire les plus légers alimens dans son estomac, sans que, sur-le-champ, les symptômes de sa maladie ne s'aggravent singulièrement. Les sécrétions et les excrétions sont très-irrégulières; celles-ci sont souvent totalement suspendues. Il y a tendance à un gonflement œdémateux des jambes, avec frisson; le pouls est bon le matin, époque de la journée à laquelle le malade est le mieux; il acquiert de la fréquence vers midi, et il est décidément fébrile et irrégulier le soir : en même temps la respiration devient assez pénible pour amener des mouvemens convulsifs. Cet état déplorable d'irritation extrême, a été calmé par l'usage de l'acide hydro-cyanique. Actuellement M. K.... ne tousse plus que rarement, il a recouvré du sommeil, les changemens de temps sont beaucoup moins pénibles pour lui; il peut prendre quelque exercice, et monter un escalier sans éprouver d'oppression. Suivant ses propres expressions, il se sent beaucoup mieux qu'il n'a été depuis long-temps. »

Dans le cas que je rapporte, l'acide hydrocyanique n'a produit aucun effet débilitant : le malade s'est tellement bien trouvé de son administration, qu'à la moindre récidive de son asthme, il veut y avoir recours, et que je me suis vu obligé de l'avertir du danger qui résulterait de l'emploi immodéré et intempestif de ce médicament.

Il n'y a pas de maladie plus commune en Angleterre que ce qu'on appelle un simple rhume, sans aucune affection spéciale et déterminée. . . . . Une indisposition si légère en elle-même, ne mérite, s'il faut en croire beaucoup de personnes, aucun traitement; mais si l'on considère qu'un simple rhume négligé devient très-fatigant, et prend souvent le caractère d'une maladie sérieuse, on sera forcé de reconnaître l'utilité de tout moyen qui aurait pour effet d'arrêter très-promptement les rhumes. Or, tel est l'acide prussique.

« Mademoiselle H..., d'une constitution forte, et jouissant d'une bonne santé, fut prise d'un rhume à la suite d'un refroidissement; elle toussait et crachait un peu. En prenant quelques précautions, mademoiselle H..... se croit bientôt délivrée de cette affection légère; mais elle n'y fit pas d'abord attention, et sa toux persista pendant plusieurs semaines. Pour la faire cesser, elle eut en vain recours à tous les remèdes usités en pareille circonstance. Elle n'en retira presque aucun avantage : les boissons émulsives, adoucissantes, les expectorans, les différentes préparations d'ipecacuanha furent inutilement essayées. Ayant entendu parler des bons effets de l'acide prussique dans un cas de toux sympathique qui est rapporté dans cet ouvrage (observation 11), la malade me proposa son emploi ; j'y consentis volontiers. Je prescrivis l'acide prussique dans un véhicule convenable, de manière à ce que la malade en prît de cinq à huit gouttes dans l'espace de trente heures. Je n'en continuai l'usage que pendant une semaine ; car, au bout de ce temps, la toux, qui s'était calmée par degrés, avait totalement disparu. Elle n'est pas revenue depuis.

J'ai eu de nombreuses occasions, au dispensaire de Westminster, d'employer l'acide prussique avec le plus grand avantage dans des cas semblables aux précédens. Je citerai seulement l'observation suivante :

« Sarah Roberts est enceinte de cinq mois environ de son huitième enfant. Depuis cinq mois aussi elle est fatiguée par une toux violente, convulsive, pour laquelle elle m'a consulté. »

» Je m'aperçus bientôt de toute la gravité de

sa situation. Frappé surtout de l'irritation extrême où elle se trouvait, je me déterminai à administrer l'acide prussique avec toutes les précautions convenables. Je n'en donnai d'abord que quelques gouttes, et j'en observai les effets. Il ne tarda pas d'amener les plus heureux résultats : je revis la malade quelque temps après; elle était entièrement délivrée de sa toux, et jouissait d'une parfaite santé. Il est bon de remarquer que son état de grossesse n'influença nullement l'action du médicament. »

Je citerai, pour dernier exemple du bon effet de l'acide prussique, une observation faite par moi-même sur mes propres enfans. « Il y a environ deux mois, ils furent pris d'une toux très-pénible, presque continuelle, et se manifestant par des quintes assez violentes pour faire croire à l'existence de la coqueluche. Ma fille aînée en fut la première attaquée à la suite d'un refroidissement; deux jours après, mon troisième enfant, se portant très-bien d'ailleurs, gagna la maladie de sa sœur; le soir du même jour, le second en fut également affecté; et enfin un quatrième, encore à la mamelle, ne fut pas long-temps sans en ressentir aussi l'atteinte.

» Cependant la toux était très-violente, et ne les quittait ni le jour ni la nuit. Des vomissemens survenaient quelquefois à la suite des crises de toux; les larmes coulaient en abondance, la face se colorait, et ils se plaignaient d'une forte céphalalgie. Cette maladie avait donc toutes les apparences de la coqueluche : un seul caractère manquait; savoir, l'inspiration sifflante. Il n'y avait pas de fièvre, excepté pendant la nuit, après des accès de toux de plusieurs heures. Comme, pendant les premiers jours, leur position ne présentait rien d'alarmant, je me contentai de laisser agir la nature. Cependant, la toux augmentant au lieu de diminuer, et la tendance du sang à se porter vers la tête pendant les quintes de toux, augmentant de plus en plus, je me déterminai à venir au secours de la nature, qui semblait insuffisante. Ma confiance parfaite dans les propriétés bienfaisantes de l'acide prussique, m'engagea à l'employer, et j'eus bientôt lieu de m'en féliciter; car une semaine environ après que j'eus commencé à le mettre en usage, la toux avait entièrement cessé, et elle ne reparut plus depuis. »

Un rhume de la nature de celui que je viens de décrire, se rapproche singulièrement de la coqueluche régulière : un remède semblable pourrait donc être employé contre celle-ci. Guidé par l'analogie, j'ai combattu cinq ou six affections de ce genre par l'acide prussique, et toujours avec succès. Dans un cas seulement la toux ne céda pas à l'emploi de ce moyen ; mais aussi remarquons que le malade était un enfant faible et émacié, encore convalescent de la petite-vérole et de la fièvre scarlatine, qu'il avait eues peu de semaines auparavant. D'après les observations que j'ai recueillies sur l'usage de l'acide prussique dans la coqueluche, et dans le détail desquelles il me semble inutile d'entrer, je me crois en droit de conclure qu'employé à propos et convenablement dans cette affection, ce médicament peut en abréger la durée et en adoucir les symptômes.

LETTRE DE M. THOMSON, AUTEUR DU DISPENSAIRE DE LONDRES, A M. GRANVILLE.

Sloane-street, 20 février 1819.

MONSIEUR,

Conformément à votre demande, je vous envoie les résultats de mon expérience relativement aux propriétés médicales de l'acide prussique. J'avais l'intention d'y joindre le récit de quelques expériences physiologiques faites sur les animaux : mais je ne pourrais encore vous transmettre qu'un travail imparfait ; car, depuis que je les ai commencées, je me suis aperçu que le plan que je m'étais tracé s'étendait de plus en plus, et qu'en conséquence, l'ensemble de ces expériences ne pourrait être achevé à l'époque de la publication de votre ouvrage.

Dès l'année 1815, le *Mémoire* de M. Robert, publié dans les *Annales de chimie* en octobre 1816, et traduit par moi dans le *Medical London repository*, avait fixé mon attention sur l'action exercée par l'acide prussique sur l'économie animale. Cependant je ne songeai à l'employer comme médicament qu'en 1817, après avoir eu connaissance du *Mémoire* de M. Magendie, que vous traduisîtes plus tard dans le *Journal des sciences et des arts*. Depuis cette époque, j'ai prescrit l'acide prussique dans un grand nombre de cas avec un succès variable : l'avantage que j'en ai retiré suffit toutefois pour m'autoriser à signaler cette substance comme un médicament très-utile, qui doit trouver place parmi les sédatifs les plus puissans.

L'acide prussique, introduit dans l'estomac, agit évidemment sur le système circulatoire par le moyen des nerfs : il diminue considérablement leur action; il la détruit même quelquefois entièrement, lorsqu'il est donné à dose trop forte. Je n'ai jamais remarqué que ses effets, éminemment sédatifs, fussent précédés d'aucune excitation; circonstance qui le distingue de toutes les autres substances qui appartiennent à la classe des narcotiques. M. Orfila et d'autres auteurs pensent qu'il est rapidement absorbé et transmis dans le torrent circulatoire, et que ses effets sont plus ou moins prompts, selon l'activité plus ou moins grande de la circulation. La vérité de cette opinion est rendue douteuse par la manière instantanée dont il produit la mort, lorsqu'il est donné à forte dose sans avoir été dissous.

Son absorption n'est pas mieux prouvée par l'impossibilité où l'on est de découvrir à l'aide des réactifs aucune trace d'acide prussique dans l'estomac de l'animal qui a été tué par ce poison. En effet, on connaît à peine les réactifs propres à faire reconnaître l'acide prussique pur. J'ai prouvé par l'expérience, que le sulfate de fer, qui en dicte la présence, lorsqu'il est mêlé à quelque autre substance, ou lorsqu'il est à l'état de prussiate de potasse, ne produit pas de précipité bleu lorsqu'on le verse sur de l'acide prussique pur : on ne peut pas mieux produire ce précipité en ajoutant au mélange une dissolution de potasse (1).

Quoi qu'il en soit, l'influence sédative de l'acide prussique, même très-affaibli, sur le système nerveux, est incontestable : je me déterminerai donc à l'essayer comme remède, d'après les expériences de M. Magendie.

Les maladies dans lesquelles j'ai prescrit l'acide prussique, sont les affections catarrhales accompagnées de toux, et les toux chroniques. Je crois aussi en avoir retiré quelque avantage dans un cas d'hémorrhagie ; mais comme je n'ai qu'une seule observation sur son utilité dans cette circonstance, je me garderai d'en tirer une conclusion générale.

---

(1) Le seul moyen de découvrir la présence de l'acide prussique dans le liquide que l'on soupçonne en contenir, est d'y verser de l'esprit-de-vin et de la potasse, puis d'ajouter une dissolution de sulfate de fer contenant quelques gouttes d'acide muriatique ou quelque teinture de fer neutralisée.

Je l'ai employé avec un très-grand succès dans les affections catarrhales, qui actuellement règnent épidémiquement dans le pays que j'habite. La maladie débute par des frissons, qui sont bientôt suivis d'un mouvement fébrile, par des éternuemens, de l'enrouement, de la soif; et une toux pénible qui vient par quintes, est plus fréquente pendant la nuit, et prive les malades du sommeil; la langue est chargée, le ventre resserré et l'expectoration très-difficile. Depuis que j'emploie l'acide prussique, je n'ai eu recours à la saignée que dans très-peu de cas, quoiqu'elle semblait indiquée par l'état du pouls : mais je me gardais de la pratiquer, connaissant l'action exercée par l'acide prussique sur le système circulatoire. Je commence ordinairement par purger le malade, puis j'administre l'acide, dissous dans de l'eau distillée ou dans une simple émulsion d'amande : j'ai soin de proportionner les doses à l'âge et à la force des individus, en augmentant graduellement la quantité jusqu'à la cessation de la toux. Chez les adultes, j'ai commencé par en donner deux gouttes dans une cuillerée de véhicule, prise toutes les deux ou trois heures. Quant aux enfans entre quatre mois et un an, j'ai dressé pour eux la formule suivante :

℞ Acidi prussici. . . . . . . min. ij.
Aquæ d. . . . . f. ℥jx.
Syrup. tolutani. . . . . . . f. ℥j.
Misce ut ft. mistura cochl. min ij 3. iis horis sumenda.

La plus forte dose à laquelle j'aie jamais administré cet acide, a été de vingt-quatre gouttes (*min.*) dans un jour pour un adulte, et de six gouttes (*min.*) pour un enfant.

Le premier et le plus prompt avantage que l'on retire de l'emploi de l'acide prussique dans les affections catarrhales, est de ramener le sommeil, et de rendre moins fréquentes les quintes de toux. Le jour suivant, on trouve le pouls moins vif et moins roide, et peu à peu la toux devient de moins en moins violente. Je n'ai pas remarqué qu'il provoquât l'expectoration; mais certainement il diminue la toux, et surtout il la rend moins pénible. Le canal intestinal est doucement excité; de sorte que je n'ai été obligé que très-rarement de donner une seconde fois les purgatifs. On remédie facilement, par l'emploi modéré de quelques stimulans, à la langueur qui suit quelquefois l'usage de l'acide prussique chez des sujets faibles et âgés; et lorsque la toux est calmée, on est sûr de la faire disparaître par l'usage d'une teinture ammoniacale de fer, dissoute dans de l'eau-de-vie et de l'eau.

Je ne vous envoie qu'une observation, choisie parmi celles que j'ai recueillies dans l'épidémie catarrhale dont j'ai déjà fait mention (1); car elles se ressemblent toutes. J'y ai joint quelques autres observations, pour montrer les bons effets de l'acide prussique dans des affections d'un genre différent, que l'on regarde généralement comme très-difficiles à bien soigner.

OBSERVATION I.

M. S...., employé dans les bureaux du contrôle, âgé de trente-sept ans, d'une constitution pléthorique, et jouissant habituellement d'une bonne santé, vint me consulter pour

---

(1) Dans cette épidémie, j'ai eu occasion de prescrire l'acide prussique à vingt individus.

J'ai observé que chez les enfans qui ont été les plus gravement attaqués, il était nécessaire de faire précéder l'administration de l'acide prussique par une saignée et par un purgatif un peu stimulant.

une toux très-fatigante qui le tourmentait depuis plusieurs semaines. Il goûtait rarement quelques momens de sommeil, à cause de la violence de ses accès de toux, qui devenaient de plus en plus fréquens; il avait en même temps un mal de gorge considérable, et un grand enrouement; la poitrine était exempte de douleur; la respiration était courte, et un peu bruyante. Le malade avait pris sans succès du gruau, du miel et autres remèdes de ce genre.

Après avoir été purgé, M. S.... fut mis à l'usage de l'acide prussique, à la dose de deux gouttes (*min.*) dans douze dragmes d'eau, répétées toutes les deux heures. Dès la première nuit, il goûta plus de repos, la toux avait diminué de force et de fréquence, l'expectoration était devenue plus facile, le pouls avait perdu sa roideur, et au bout de trois jours tous les symptômes de la maladie étaient calmés.

Il est bon d'observer que M. S.... ne garda pas la chambre, et ne changea pas sa manière de vivre ordinaire : il s'abstint seulement de vin, parce qu'il en avait cessé l'usage, aussi-bien que celui de toutes les liqueurs fermentées, depuis le commencement de sa maladie.

OBSERVATION II.

Mademoiselle G...., âgée de quarante ans, d'un tempérament sanguin et facilement irritable, d'un caractère naturellement gai, était attaquée depuis deux ans de cette affection particuliere de la trachée muqueuse, assez bien désignée dans son degré le plus avancé, sous le nom de phthisie *trachéale*. Elle avait été traitée, au commencement de sa maladie, par la méthode antiphlogistique; on en avait retiré si peu d'avantage, que mademoiselle G...., ne se fiant plus aux secours de la médecine, ne suivit aucun traitement dans le courant de la seconde année : elle ne prenait quelques médicamens que lorsque son état s'aggravait. Sa maladie était d'ailleurs caractérisée par une toux pénible, un sentiment de sécheresse à la gorge, des menaces momentanées de suffocation, et une inflammation générale de l'arrière-bouche sans gonflement. Ces symptômes, qui s'accompagnaient de fièvre et d'une grande irritabilité, ne cessaient jamais entièrement; ils diminuaient seulement par intervalles, surtout pendant l'été. Pour peu que la malade s'exposât au froid, ils reparaissaient avec une nouvelle violence : aussi garda-t-elle la chambre pendant tout l'hiver dernier et celui-ci. Cependant, comme l'état de mademoiselle G.... ne faisait qu'empirer, je lui conseillai de quitter momentanément l'Angleterre, et d'aller habiter des climats chauds.

Je voyais très-souvent mademoiselle G.... ; je suivais avec soin les progrès de sa maladie. Il était évident pour moi que, quoique plusieurs des symptômes qu'elle offrait dépendissent de l'inflammation de la trachée, quelques-uns cependant devaient aussi être attribués à l'état d'irritation du système nerveux. Je fus confirmé dans cette opinion par l'état du pouls, qui était petit, vif, irrégulier, et présentant des variations continuelles en rapport avec l'état des facultés intellectuelles. Il y avait en même temps des palpitations de cœur ; et le peu de sommeil que goûtait la malade n'était jamais profond, et souvent troublé. Je pensai que l'emploi de l'acide prussique était indiqué, et je me promis d'en essayer bientôt l'usage.

Le 26 janvier, je visitai mademoiselle G...., et je la trouvai au milieu d'un de ses accès : elle l'attribuait à l'impression du froid. Cependant elle ne s'était pas exposée à l'air; dans l'intérieur de la maison, elle n'avait quitté sa chambre à coucher que pour passer dans une salle à manger dont la température était suffisamment élevée. La toux était plus pénible que de coutume, très-fréquente, et ressemblait à celle du croup; la suffocation était imminente, la chaleur de la peau ordinaire; mais le pouls était petit, vif, intermittent; toute l'arrière-bouche présentait une inflammation assez intense; de plus, elle était comme sillonnée de lignes rouges, qui semblaient être de gros vaisseaux fortement injectés. Cependant il n'y avait aucune trace de gonflement, soit aux amygdales, soit à la luette. J'appris que, dans la matinée, la malade s'était purgée avec une certaine quantité d'huile de castor. Trouvant l'occasion favorable, je lui parlai d'un nouveau médicament dont je voulais faire l'essai; et, après lui avoir fait promettre de le prendre ponctuellement, je le prescrivis sous la formule suivante :

℞ Acidi prussici, min. . xij.
Aquæ rosæ. . . . . f. ℥ss.
Syrupi papaveris. f. ʒiij.

Fiat mistura cujus sumatur cochleare amplum unum secondâ quâque horâ.

Le jour suivant, je trouvai la malade très-soulagée : elle n'avait jamais passé une aussi bonne nuit depuis plusieurs mois ; elle s'était levée sans tousser, sans éprouver aucun sentiment de chaleur ou de malaise dans la poitrine ; le pouls était plus régulier, moins fréquent et plus plein.

L'acide prussique fut continué pendant quatre jours : chaque fois j'en augmentai la quantité de deux gouttes. Le quatrième jour, la malade éprouva des nausées ; et comme son état était considérablement amélioré, que les symptômes les plus graves de son affection n'existaient plus, elle voulut en cesser l'usage. Depuis ce jour, 26 février, mademoiselle G.... n'a eu aucune rechute ; elle est parfaitement bien, et regarde presque l'amélioration de son état comme un miracle, et se croit complétement guérie. Je suis loin sans doute d'avoir la même confiance ; je pense que la maladie n'est en quelque sorte que comprimée dans sa marche, qu'elle exige encore un régime suivi et de grandes précautions. Il est possible toutefois que les efforts de la nature soient assez puissans pour ramener à l'état sain la muqueuse trachéale profondément altérée ; dans ce cas, l'emploi de l'acide prussique aura heureusement secondé la nature en diminuant l'irritation du système nerveux.

OBSERVATION III.

M. F....., lieutenant-colonel, était depuis plusieurs années attaqué chaque hiver d'une toux spasmodique, qui avait résisté à tous les moyens employés pour la faire cesser.

Consulté par lui, cet hiver, je pensai que l'acide prussique pourrait lui être utile. Il le prit à la dose de deux gouttes dans une once d'eau ; répétée toutes les deux heures. Le troisième jour de l'emploi de ce médicament, dont la dose avait été successivement portée jusqu'à quatre gouttes, M. F..... s'aperçut d'une grande diminution dans la fréquence et la violence de la toux, il avait recouvré le sommeil; en un mot, il s'en trouvait si bien, qu'étant sur le point de retourner à son régiment en Irlande, il me pria de lui donner sa prescription. Elle lui eût été inutile, puisque l'acide prussique ne se trouve encore dans aucune pharmacopée anglaise; mais je lui remis une petite fiole pleine de cet acide, en lui indiquant la manière de s'en servir.

OBSERVATION IV.

T. R....., d'une taille élevée, d'une constitution faible, et sujet à des attaques de goutte, était tourmenté depuis long-temps par une dyspepsie, accompagnée d'une sensation particulière de chaleur à la langue, que l'on supposait dépendre de l'état d'âcreté de l'estomac. Les remèdes qu'il avait employés, le régime auquel il s'était soumis, avaient relevé la force des organes digestifs ; et, trouvant sa santé aussi bonne qu'elle pouvait être chez un homme qui avait passé l'âge moyen de la vie, T. R..... cessa d'avoir recours à la médecine. Cependant, la sensation de chaleur de la langue persistait encore, lorsqu'il fut attaqué de la toux catarrhale épidémique. Il prit l'acide prussique à la dose de deux gouttes, répétée toutes les deux heures ; et, en moins de quatre jours, la toux diminua considérablement, et même la chaleur de la langue devint moindre et finit par disparaître. Ce symptôme n'a pas reparu depuis.

Comme la langue se ressent, par sympathie, de l'état de l'estomac, peut-être l'acide prussique, en cette circonstance, a-t-il agi en diminuant l'irritabilité de la surface sécrétoire de l'estomac, et par suite, en rendant moins âcres les sucs sécrétés, et les ramenant à leur état naturel. Nous savons que l'opium et d'autres narcotiques produisent un soulagement momentané dans la cardialgie, due à l'acidité de l'estomac; mais bientôt ces substances n'ont plus d'effet, et augmentent au contraire l'irritabilité de l'estomac. Si donc l'acide prussique produit un effet plus permanent et non moins efficace, il est clair qu'on devra en recommander l'usage dans le traitement des dyspepsies.

Tels sont, monsieur, les résultats de mes observations sur l'emploi de l'acide prussique comme sédatif. Toutes les fois qu'il a causé, soit des nausées, soit une prostration soudaine, je l'ai discontinué : je ne crois pas qu'on doive le prescrire de nouveau aux individus chez lesquels il a déterminé ces symptômes. Je pense qu'il peut être nuisible dans certaines idiosyncrasies; qu'ainsi, par exemple, il peut produire l'urticaire chez les personnes qui sont sujettes à ce genre d'éruption après avoir mangé des amandes amères. Mais les médicamens les meilleurs et les plus usités, n'ont-ils pas aussi des effets tout particuliers sur certaines constitutions. L'acide prussique est sans contredit un remède de la plus grande énergie ; et, employé par des gens sages et éclairés, il ne peut manquer d'accroître les richesses de la matière médicale.

ANTHONY TODD THOMSON.

NOTE

Sur l'emploi de l'Acide prussique, *par* M. DE KERKARADEC, *docteur en médecine de la Faculté de médecine de Paris.*

PREMIER FAIT.

La première fois que je l'employai, ce fut au commencement de 1818, chez une dame âgée de quarante ans, tourmentée depuis fort long-temps d'une toux sèche nerveuse, qui prenait cinq ou six fois par jour, par quintes très-fatigantes, durant une heure et même plus, et donnait lieu, après bien des efforts, à l'expectoration de crachats simplement muqueux, auxquels se mêlaient quelquefois quelques stries de sang.

L'acide prussique, pris chez M. Planche,

fut administré dans une potion composée d'eau de fleurs d'orange, d'eau distillée de laitue et de sirop d'éther.

Un grand nombre de médicamens avaient été précédemment administrés sans aucun succès, celui-ci ne réussit pas mieux.

Il faut observer, 1° que je commençai par une dose infiniment faible; 2° que je ne montai pas au delà de dix gouttes; 3° que la malade en interrompit souvent l'usage; 4° qu'elle n'a jamais mis d'exactitude à suivre mes conseils; 5° enfin que, quand je voulais élever la dose, elle se plaignait de ressentir des douleurs d'estomac.

DEUXIÈME FAIT.

Un de mes confrères me pria de voir une malade phthisique au troisième degré, et de lui administrer de l'acide prussique. J'en fis mettre douze gouttes dans une potion composée de fleurs d'orange, de sirop de guimauve, et d'une demi-once de sirop de Diacode. La dose était d'une cuillerée à bouche de deux heures en deux heures. Le lendemain, la malade se plaignit que la potion excitait sa toux. Doutant de ce fait, je recommandai de la persévérance;

mais, au bout de deux jours, les assistans m'assurèrent qu'à chaque cuillerée, il survenait une quinte de toux très-forte; alors j'abandonnai le remède et ne revis plus la malade, qui mourut peu de temps après.

Ces essais étaient peu encourageans; néanmoins je résolus de les continuer à la première occasion.

TROISIÈME FAIT.

Jean-Marie Delaplace, âgé de sept ans, demeurant rue Saint-Martin, n° 54, fut pris, il y a quinze mois, d'une toux sèche continuelle, très-fatigante, accompagnée de douleurs au côté gauche de la poitrine, fièvre, etc.... Des sangsues à la poitrine, à l'épigastre, à l'anus, des épithèmes, des potions, des boissons calmantes furent administrées, et ne produisirent aucun soulagement : le jeune malade resta trois mois dans cet état, après quoi il fut pris d'une coqueluche très-violente, qui dura aussi trois mois : elle se guérit spontanément.

Après la coqueluche, la toux sèche se manifesta de nouveau, et durait depuis un mois lorsque je fus appelé.

Je trouvai le malade couché; la toux était continuelle et sans expectoration, le point de côté était revenu, et la partie gauche de la poitrine résonnait mal; la langue était recouverte d'un enduit blanchâtre, l'appétit était nul, il y avait constipation; le ventre était tendu, et un peu sensible au toucher; il y avait habituellement un peu d'accélération dans le pouls, et, suivant le rapport des parens, il survenait dans la journée une fièvre assez forte. Le malade avait de plus de la tendance à l'assoupissement, et un mal de tête assez grand.

Je fis appliquer sur la poitrine huit sangsues, et ensuite des cataplasmes émolliens. Le ventre fut aussi recouvert de fomentations de même nature. Je prescrivis en même temps des juleps, des boissons et des lavemens adoucissans. Ces moyens procurèrent une diminution des symptômes ci-dessus décrits; mais la toux conservait toujours son caractère. Alors je fis ajouter à la potion douze gouttes d'acide prussique, de la manufacture de M. Vauquelin. La dose fut d'une cuillerée à café toutes les deux heures. La potion dura trois jours, et au bout de ce temps, la toux commença à diminuer. Le malade prit encore trois potions, dans lesquelles entraient quinze gouttes de ce médicament; cette quantité fut suffisante pour le guérir complétement : il n'a pas eu la moindre rechute depuis sept mois.

QUATRIÈME FAIT.

Dans le même temps, Elisa-Thérèse Henry, âgée de trois ans et demi, demeurant dans la même maison, était affectée depuis cinq mois d'une coqueluche dont les quintes, très-violentes et assez fréquentes (il y en avait au moins douze par jour), étaient suivies de crachats muqueux, mêlés d'une assez grande quantité de sang.

Je fis appliquer cinq sangsues sur le côté gauche de la poitrine, lequel rendait un son plus obscur que le côté opposé.

La petite malade se trouva soulagée; il ne se mêlait presque plus de sang dans les crachats; les quintes de toux diminuèrent de fréquence et d'intensité.

Je donnai ensuite douze à quinze gouttes d'acide prussique dans une potion à la manière ordinaire. Après deux potions, et dans l'espace de douze jours, la coqueluche avait disparu.

CINQUIÈME FAIT.

Jacques-Marie Henry, frère de la précédente, âgé de neuf mois, et encore nourri par l'allaitement maternel, commençait aussi à tousser, et la toux semblait prendre le caractère de la coqueluche.

On lui donna deux cuillerées à café par jour, pendant huit jours, de la potion de sa sœur.

La toux s'arrêta.

SIXIÈME FAIT.

Adrienne Pitre, âgée de quatre ans et demi, rue Neuve-Saint-Merry, nº 47, avait depuis cinq mois une coqueluche pour laquelle on avait administré sans succès tous les remèdes ordinaires, et notamment le sirop d'ipécacuanha.

L'acide prussique, pris chez M. Colmet, pharmacien, fut administré comme à l'ordinaire, à la dose de quinze gouttes pour trois jours.

Suspendu pendant quatre à cinq jours à cause d'un mouvement de fièvre qui dura ce temps-là, on en reprit ensuite l'usage, et, au bout de quinze jours, je cessai de revoir la malade, dont la toux avait cessé.

J'ai su depuis qu'il en était revenu de loin à loin des quintes lorsque le temps était humide : quelques bains les firent disparaître sans retour.

SEPTIÈME FAIT.

Mademoiselle R....., âgée de vingt ans, d'un constitution pléthorique, était habituellement bien réglée, et la quantité de sang évacué tous les mois était abondante. Il lui survint, sans cause connue, des douleurs d'estomac très-vives, auxquelles se joignit une toux presque continuelle, qui prenait par quintes très-fortes, mais sans aucune apparence de coqueluche.

Comme il y avoit eu des goutteux dans la famille de la malade, et qu'elle-même avait, dans son enfance, ressenti quelques atteintes du vice arthritique, je lui conseillai des bains de pieds synapisés, qui ne furent d'aucune utilité. J'administrai aussi des boissons et potions adoucissantes, légèrement narcotiques, antispasmodiques.

Je la mis à l'usage du lait d'ânesse; le tout sans succès.

La longueur des souffrances, et l'opiniâtreté de la toux, inquiétaient mademoiselle R....., qui se regardait comme menacée de phthisie.

Sa fraîcheur et son embonpoint en étaient altérés.

Je lui fis prendre douze gouttes, par jour, de l'acide pris à la manufacture de M. Vauquelin, dans six cuillerées à bouche d'eau de gomme arabique édulcorée.

Au bout de quelques jours, la toux diminua sensiblement.

Encouragée par ce succès, la malade en prit trois gouttes par cuillerée, en tout vingt-une gouttes par jour, et continua cette dose pendant quelque temps.

Aujourd'hui mademoiselle R....., tout-à-fait débarrassée de la toux, jouit d'une très-bonne santé. Les maux d'estomac sont rares et supportables.

Tels sont les renseignemens écrits ou imprimés venus à ma connoissance relativement aux effets thérapeutiques de l'acide prussique : l'accord qui s'y fait remarquer entre des observations recueillies dans diverses parties de l'Europe, par des médecins distingués, me semble un témoignage irrésistible en faveur des heureux avantages que présente ce nouveau médicament, et de sa parfaite innocuité, même à doses assez fortes, lorsqu'il est administré avec prudence, mais sans circonspection timorée.

Tandis que ces faits étaient recueillis, je ne suis point resté oisif. Je n'ai rien négligé pour étendre, confirmer ou infirmer les résultats que j'ai rapportés dans mon Mémoire; mais je me suis particulièrement occupé des effets de l'acide prussique sur la phthisie pulmonaire, comme étant le point qui présentait le plus d'intérêt, et celui où les difficultés à vaincre étaient les plus grandes.

J'ai administré l'acide prussique, soit dans ma pratique particulière, soit à la consultation gratuite du bureau central des hôpitaux, à un assez grand nombre de phthisiques plus ou moins avancés, et j'ai vu, ainsi que dans mes premières observations, les symptômes les plus fatigans éprouver une amélioration sensible; c'est-à-dire que la toux devenait beaucoup moins fréquente, l'expectoration plus libre, le sommeil plus prolongé, etc. (1).

Dans un seul cas, j'ai vu l'acide prussique échouer complétement; c'était une jeune et intéressante personne, femme d'un pharmacien de Paris. A la suite d'une couche, elle fut prise des premiers symptômes de la phthisie; en trois mois la maladie parcourut ses tristes périodes sans qu'aucun moyen ait paru influencer sa marche : l'acétate de morphine seul sembla diminuer quelque peu la fièvre ardente, et les quintes de toux qui consumaient la malade.

Il est sans doute bien digne de tout l'intérêt du médecin de chercher à rendre plus supportable l'horrible existence des malheureux atteints d'affections organiques; car la médecine est aussi souvent l'art de soulager que l'art de guérir. Cependant, quelle influence aurait sur le bonheur social un moyen qui s'opposerait avec avantage au développement de la phthisie! que de larmes, de désespoirs prévenus (2)!

---

(1) M. Lerminier ayant éprouvé une indisposition assez longue, il m'a été impossible de continuer mes observations dans les salles de la Charité.

(2) Je ne prétends pas dire que, par ce moyen, on

Toutefois je n'ai point laissé s'évanouir la lueur d'espérance (1) que m'avait fait naître les deux faits rapportés dans mon Mémoire. Je n'ai négligé aucune occasion d'user de l'acide prussique dans le premier degré de la phthisie, en faisant tous mes efforts pour repousser les illusions qui environnent le médecin incertain, qui cherche à reconnaître le début d'un mal réputé incurable.

Mes tentatives n'ont pas été également heureuses : dans plusieurs cas j'ai eu la douleur de voir des phthisies continuer leur marche malgré tous les secours de l'art, parmi lesquels

---

influerait sur la mortalité totale, car les lois de celle-ci paraissent tout-à-fait indépendantes de la médecine ; mais s'il ne changeait pas le nombre annuel des morts, probablement qu'il le feroit plus particulièrement porter sur un âge où la perte de la vie est moins sensible pour ceux qui meurent, et surtout plus facile à réparer pour ceux qui survivent : c'est assez désigner la première enfance.

(1) Je m'abandonne d'autant plus volontiers aujourd'hui à cet espoir, que M. le docteur Laennec vient de publier plusieurs histoires de guérisons de phthisie ; guérisons confirmées par l'autopsie qu'une mort accidentelle a permis de faire. Voyez *de l'Auscultation médiate*, etc. Paris, 1819.

je ne manquais pas de faire entrer le médicament sur lequel je fondais surtout mon espoir.

Mais c'est avec une satisfaction facile à comprendre, que j'ai vu complétement cesser les symptômes de la phthisie dans huit circonstances différentes, chez trois enfans de quatre à six ans, une demoiselle de quinze ans, une autre de vingt ans, un jeune homme de vingt-cinq ans, et un vieillard de soixante-six ans ; et c'est avec une inquiète sollicitude que j'observe leur santé, pour savoir si ce mal est vraiment arrêté, ou s'il n'est que suspendu dans ses progrès. Le temps seul peut éclaircir ce doute : je dirai pourtant que les deux dames, sujets des observations rapportées dans mon Mémoire, et dont la guérison date de quatre ans, continuent de présenter une santé parfaite. Puissent les personnes dont je viens de parler, jouir long-temps du même avantage !

Dans les cas divers où j'ai employé l'acide prussique, je ne suis pas resté dans les limites de dose où j'avais cru devoir me restreindre dans mes premiers essais; j'en ai, au contraire, plusieurs fois porté graduellement la quantité jusqu'à un demi-gros en vingt-quatre heures, sans qu'il en soit résulté le moindre inconvénient; j'ai pu aussi reconnaître que l'effet de l'acide prussique est très-différent suivant les individus. En l'administrant, il faut donc commencer toujours par une faible dose; mais il ne faut pas craindre de l'élever, si les effets du médicament ne se montrent point.

Cet opuscule concourra à prouver, j'espère, que la physiologie, la chimie et la médecine peuvent s'allier dans l'intérêt de l'humanité, surtout si l'on ne veut obtenir de cette alliance que ce qui peut réellement en naître.

FIN.

NOTE.

L'EXPÉRIENCE m'a convaincu que l'acide prussique, préparé par le procédé de Scheèle, n'a point de propriétés médicinales suffisamment constantes, à raison de l'arbitraire que le procédé laisse au préparateur. Je préfère donc et j'emploie maintenant l'acide prussique pur, préparé selon le procédé de Gay-Lussac, et étendu de six fois son volume d'eau distillée, ou 8,5 fois son poids (1).

---

(1) La densité de l'acide hydro-cyanique pur est à 7° de 0,70583. Celle de l'eau étant l'unité, six volumes d'eau pour un d'acide correspondent à 8,5 d'eau et un d'acide en poids, puisque les poids sont égaux aux volumes multipliés par les densités.

Les formules dont je fais le plus souvent usage, sont les suivantes :

Mélange pectoral.

℞	Acide prussique médicinal.	1 gros.
	Eau distillée.	1 livre.
	Sucre pur.	1 once $\frac{1}{2}$.

F. S. L. Un mélange dont on prendra une cuillerée à bouche le matin, et une le soir en se couchant.

Potion pectorale.

℞	Infusion de lierre terrestre. . . .	2 onces.
	Acide prussique médicinal. . . .	15 gouttes.
	Sirop de guimauve.	1 once.

F. S. L. Une potion à prendre, par cuillerées à bouche, de trois heures en trois heures.

Sirop cyanique.

℞	Sirop de sucre parfaitement clarifié. .	1 livre.
	Acide prussique médicinal.	1 gros.

Mêlez exactement.

On se sert de ce sirop pour ajouter aux potions pectorales ordinaires et remplacer les autres sirops.

De l'imprimerie de CELLOT, rue des Grands-Augustins, n° 9.

www.ingramcontent.com/pod-product-compliance
Ingram Content Group UK Ltd.
Pitfield, Milton Keynes, MK11 3LW, UK
UKHW021159220726
13924UKWH00003B/1205

9 782019 290634